AF373766

NOTICE

SUR LES

SOURCES FERRUGINEUSES ACIDULES

DE DICKELVENNE

OU LE

SPA FLAMAND,

PAR

LE DOCTEUR BURGGRAEVE.

Professeur à la Faculté de médecine de l'Université de Gand, etc.

BRUXELLES,

HENRI MANCEAUX, IMPRIMEUR-LIBRAIRE,

20, RUE DE L'ÉTUVE, 20.

1866

PROPRIÉTÉ.

Déposé aux termes de la loi.

SOMMAIRE.

Eaux de Dickelvenne.
Efficacité des eaux minérales en général.
Respect des anciens pour les sources.
Le culte d'Esculape et la médecine moderne.
Les sources ferrugineuses du Haut-Escaut.
Dickelvenne, le Spa flamand.
Avantages de sa position.
Itinéraire.
Souvenirs historiques.
Beauté du pays.
Composition des eaux de Dickelvenne.
Leurs propriétés thérapeutiques.
Maladies dans lesquelles les eaux de Dickelvenne conviennent.
Anémie, — phthisie pulmonaire, — rachitisme, — goutte, —
  gravelle, — rhumatismes.

LES EAUX DE DICKELVENNE.

I

Les eaux minérales sont des médicaments préparés par la main de la nature et que l'art est impuissant à reproduire, tant leurs principes minéralisateurs sont dans une juste proportion avec les besoins de l'organisme.

Les anciens avaient très-bien compris l'utilité des sources minérales ; partout où jaillissait une fontaine, ils élevaient un autel.

La piété était chez eux une des formes de la reconnaissance.

Parmi les lieux d'eaux anciens, Epidaure fut un des plus célèbres. Esculape y avait son temple et de tous les points de la Grèce on y accourait pour adorer le Dieu de la santé.

La médecine de nos jours ne demande pas qu'on la déifie ; son unique ambition, c'est d'être utile.

Dévoué par goût et par état aux questions d'hygiène dont la solution intéresse le public, on ne s'étonnera pas que nous venions tirer de son obscurité un humble village de la Flandre et que nous ayons la prétention d'en faire un lieu d'eaux.

D'autres localités, aujourd'hui renommées et en possession de la vogue, ont commencé moins avantageusement, car, indépendamment de leur situation écartée, toutes les ressources y faisaient défaut à l'origine, tandis que *Dickelvenne* est relié au centre du pays par un chemin de fer, celui de Hainaut et Flandre, auxquels viendront se joindre bientôt ceux de Braine-le-Comte à Gand et de Courtrai à Denderleeuw.

Les circonstances ont voulu qu'à proximité de la source principale de *Dickelvenne* il y eut un château inoccupé, magnifique résidence d'été, entourée de bois de haute futaie, de prés, de vallons, où les sources qui descendent des collines environnantes répandent le calme et la fraîcheur.

On ne saurait rêver un séjour plus agréable, l'été ; aussi est-ce une bonne fortune pour le public que ce château ait pu être loué par une Société constituée en vue de populariser les eaux ferrugineuses du Haut-Escaut, notamment celles de *Dickelvenne*.

Les personnes qui ont besoin de calme et de repos et auxquelles les eaux ferrugineuses conviennent, pourront venir s'y installer pendant l'été et même durant toute l'année, à des conditions raisonnables, le but de la Société n'étant pas d'en faire une spéculation.

La Société se propose, en outre, de faire construire à *Dickelvenne*, pour peu que le besoin s'en fasse sentir, des villas, des hôtelleries, des établissements de bains et d'hydrothérapie, enfin, d'y amener tout le comfort qu'exigent les lieux d'eaux.

Les distractions n'y feront pas défaut, puisque le voisinage des villes du Brabant, du Hainaut et des Flandres, ainsi que les grandes communes environnantes ne manqueront pas d'y amener une foule de promeneurs, pour y passer une journée agréable.

Dickelvenne pourra ainsi devenir un second Spa, mais un Spa paisible, où l'aimable déesse Hygie trouvera plus d'adorateurs que le sombre Dieu Plutus.

On y viendra pour rafraîchir son sang et non pour le mettre en ébullition par les chances aléatoires du jeu.

On verra, par cette notice, que les eaux de *Dickelvenne* ont les mêmes propriétés que les sources ferrugineuses les plus réputées ; on peut donc admettre que leurs effets seront les mêmes.

Nous sommes persuadé que nos confrères nous sauront gré de leur avoir indiqué cette nouvelle ressource thérapeutique. La position centrale de *Dickelvenne* leur permettra d'y envoyer les convalescents que l'éloignement de Spa et la cherté du séjour forçaient de rester chez eux au grand détriment de leur santé.

II

ITINÉRAIRE.

On peut se rendre à *Dickelvenne* par Gaver, qui en est le point le plus rapproché.

On prend le chemin de fer de Hainaut et Flandre, et on descend à la station de cette Commune populeuse. On suit la chaussée qui conduit à l'Escaut et on traverse un vieux pont en pierre.

C'est le même par lequel, en 1453, débouchèrent les Gantois, accourus à la défense du château de Gaver qu'assiégaient Philippe-le-Bon et Charles-le-Téméraire, alors encore prince royal, sous le nom de *Charolais*.

Ce fut dans les prairies qui s'étendent à droite et à gauche de la route, qu'eut lieu la terrible bataille où dix mille hommes perdirent la vie,

tant du côté des Gantois que de celui des Bour-
guignons, et qui décida de la chute de la Commune flamande.

C'est également dans les environs que se
trouvait le château du comte d'Egmont.

Peut-être est-ce de là qu'il partit pour son en-
trevue avec le prince d'Orange.

On voit que les souvenirs historiques ne man-
quent pas dans la localité.

On passe ensuite l'Escaut sur un pont de con-
struction moderne et on monte la rue principale du village. Le premier objet qui frappe
la vue c'est une abondante fontaine qui ne tarit
jamais. On prend à droite de la place et on gagne
un petit sentier courant le long des collines, au
pied du château de M. le baron Grenier-Lefebvre.
Çà et là s'ouvrent des éclaircies qui permettent
d'embrasser un immense panorama ; la Flandre
et le Hainaut se mariant dans le même bas-
sin ; la richesse agricole unie à la richesse mi-
nière.

Enfin, après avoir parcouru de charmants

bosquets, de riants vallons, on arrive à la fontaine principale , qui s'annonce par son murmure.

Pour se rendre de Gand à *Dickelvenne* en voiture, on suit la chaussée qui dessert les prairies de l'Escaut, à partir de la commune de Meerlebeke, et d'où l'on ne cesse de jouir des vues les plus pittoresques. A chaque instant on rencontre de riches maisons de campagne, entre autres, à Gaver, celle de M. Grenier-Lefebvre, qui domine toute cette partie de la vallée de l'Escaut.

Nulle route n'est plus agréable, indépendamment qu'on peut la faire en une heure et demie.

Aller à *Dickelvenne* n'est donc pas un voyage, mais une simple excursion.

III

COMPOSITION DES EAUX DE DICKELVENNE.

Les sources ferrugineuses du Haut-Escaut étaient déjà connues du temps des Romains, qui en avaient fait des stations d'eaux, comme de nos jours Spa.

Ces sources sont fraîches ; elles descendent des collines qui encadrent la vallée, sur la rive gauche de l'Escaut, en remontant vers Audenaerde.

Les collines de *Dickelvenne*, où se trouvent les sources principales, sont composées d'un sous-sol ferrugineux, recouvert de quelques pieds d'une terre arable très-fertile.

En plusieurs endroits on voit percer le grès, notamment là où il existe des pentes rapides, lavées par les eaux pluviales.

Partout où le grès est mis à nu, il ne tarde pas

à se couvrir d'une couche ocreuse, qui dénote l'existence du fer dans le sous-sol.

C'est en coulant sur ces couches imperméables que les eaux pluviales, après avoir traversé les strates superficielles du sol, se chargent de la plupart de ses principes minéraux.

La température des eaux de *Dickelvenne* est de 10 à 15° C. ; cette température est constante, aussi les eaux sont-elles d'une agréable fraîcheur l'été. En hiver, elles ne gèlent jamais, sinon à une grande distance du point d'où elles jaillissent.

IV

PROPRIÉTÉS THÉRAPEUTIQUES DES EAUX DE DICKELVENNE.

Les vertus thérapeutiques des eaux de Dickelvenne dépendent en grande partie de l'acide carbonique et du fer, leurs principaux éléments minéralisateurs.

C'est à l'acide carbonique que ces eaux doivent leur digestibilité.

Quand on en boit un verre, presqu'immédiatement on a des renvois dus au dégagement de l'acide carbonique par l'action combinée de la chaleur et de l'acidité de l'estomac ; aussi, ces eaux conviennent-elles aux personnes qui ont les digestions difficiles. Les gastralgies, les fausses faims, tous les tourments qui donnent le spleen, y trouveront leur soulagement et même disparaîtront au bout de peu de temps, s'il n'y a pas de lésion organique.

La présence du fer dans les eaux de *Dickelvenne* est révélée par un goût léger d'encre et le dépôt ocracé qui s'y forme à l'air. Le métal y est tenu en dissolution par l'acide carbonique, à l'état de bi-carbonate, sel très-soluble et qui peut ainsi charger un grand volume d'eau.

Dans les sources ferrugineuses de Spa, le fer se trouve à l'état de carbonate, c'est à dire sous une forme moins soluble, et dans la proportion de 7 centigrammes par litre d'eau, tandis que, dans les eaux de *Dickelvenne* la proportion est de 7 à 8 centigrammes, et, comme nous venons de le dire, à l'état de bi-carbonate, ce qui constitue pour ces dernières un avantage.

Quoique, à première vue, cette proportion paraisse encore bien faible, on ne saurait cependant contester l'efficacité des unes et des autres.

« A quoi, disent deux auteurs estimés, tient cette énergie thérapeutique d'une eau naturelle aussi peu minéralisée par le fait? Nous pensons qu'il faut en partie en rechercher la cause dans l'extrême division où le sel ferrique se trouve dans les eaux naturelles, et en partie peut-être, dans son mélange avec l'acide carbonique. » (Pétrequin et Socquet ; *Traité des eaux minérales.*)

Les mêmes auteurs citent un passage du rapport de Pâtissier, où on lit également : « Bien qu'en général le fer existe à faible dose dans les eaux martiales, sa propriété médicinale est pourtant très-caractérisée. Tous les médecins inspecteurs s'accordent à dire que les médicaments ferrugineux sont beaucoup moins énergiques dans leurs effets que l'eau ferrugineuse prise à la source. C'est probablement à l'état de dissolution, à l'extrême division du fer dans ces eaux, ainsi qu'à son union avec d'autres principes, surtout l'acide carbonique, qu'il faut attribuer une telle efficacité. »

Les passages que nous venons de citer, s'appliquent en tous points aux eaux minérales de *Dickelvenne;* en effet, l'acide carbonique y existe en assez notable quantité. Si l'on remplit de l'eau de la source un verre long et étroit, par exemple un verre à champagne, on voit s'en dégager une masse de petites bulles. C'est à la fois un phénomène physique et chimique ; d'une part, l'acide carbonique, en dissolution dans l'eau, est soustrait à la pression qu'il subissait avant de venir au contact de l'air, d'autre part, ce contact détruit les combinaisons peu stables des bi-carbonates renfermés dans l'eau au moment où elle jaillit. En effet, au bout d'un certain temps on voit se déposer au fond du verre un sédiment d'une couleur jaune rougeâtre, que l'analyse chimique démontre être un mélange de carbonate de fer, de chaux, avec de la silice.

La présence d'un excès d'acide carbonique devient plus manifeste encore si l'on soumet l'eau à une température un peu élevée, et si on y ajoute quelques gouttes d'un acide faible.

On peut encore se convaincre que l'eau exposée à l'air, au bout de vingt-quatre heures prend une saveur manifestement acide, quoique par suite de cette exposition une partie de l'acide carbonique se soit dégagée.

Il est facile de se rendre compte de cette con-

tradiction apparente : l'excès de l'acide carbonique fixé sur les bases, ou les bi-carbonates, sort
de combinaison pour entrer en dissolution, et agit
plus efficacement comme corps sapide, sur la
muqueuse buccale. C'est ainsi que l'eau perd sa
saveur atramentaire de fer en s'acidulant.

V

DE QUELQUES MALADIES DANS LESQUELLES LES EAUX DE DICKELVENNE CONVIENNENT.

Il résulte de ce que nous venons de dire qu'il existe dans les eaux de *Dickelvenne* du fer à l'état de bi-carbonate, c'est-à-dire au degré de solubilité le plus favorable à son absorption. Son action sur le sang sera donc très-marquée, puisque c'est au fer que le sang doit sa rougeur, sa chaleur et sa force vitale. « Rien, dans la nature,» dit le célèbre Hufeland, l'auteur de la *Macrobiotique ou l'Art de prolonger la vie*, « rien ne rétablit d'une manière si prompte la rougeur, la chaleur et la force vitale du sang que le fer, ce grand agent qu'on ne saurait trop admirer, et qui a tant d'affinité avec l'organisme animal, qui tient par des liens si intimes au magnétisme et aux forces créatrices les plus merveilleuses de l'univers. Il suffit souvent d'administrer du fer à une jeune fille étiolée pour la voir reprendre en quelques jours ses couleurs et, pour ainsi dire, renaître à la vie. »

Hufeland vante les eaux de Pyrmont, de Dréburg, de Schwalbach ; s'il avait connu celles de *Dickelvenne*, nul doute qu'il ne les eût également recommandées, car entre ces eaux et les premières il n'y a, quant à la quantité de fer, qu'un écart de quelques centigrammes. Les eaux de Pyrmont renferment 10 centigrammes de fer par litre d'eau et celles de *Dickelvenne* 7 à 8.

Sans doute il y a des eaux martiales beaucoup plus chargées, mais, par cela même elles sont indigestes et ne conviennent qu'aux tempéraments atones et nuisent aux tempéraments irritables.

La médication ferrugineuse est une des plus délicates de la thérapeutique, on peut dire que c'est une affaire de nuances. A chaque instant il faut s'arrêter, parce que le sang trop vivifié, rendu trop excitant, produit des poussées qui peuvent donner lieu à des congestions nuisibles. C'est un inconvénient qu'on n'a pas à craindre avec les eaux martiales où le fer est à un haut degré de dilution. A ce point de vue des eaux de *Dickelvenne* seront très-souvent utiles et ne nuiront jamais. Elles seront, peut-être, moins médicamenteuses, mais, par contre, plus hygiéniques. Ce ne sera pas un traitement mais un régime qui n'astreindra le convalescent à aucune privation, à aucun changement dans sa manière de vivre.

Quant aux cas où les eaux de *Dickelvenne* seront appliquées avec succès, nous placerons en première ligne ceux où le sang n'a pas la chaleur, la rougeur, la force vitale nécessaires, c'est-à-dire dans cet état d'étiolement, de langueur où toute action devient fatigue, toute réaction souffrance ; où le cœur bat avec moins de force mais plus vite, où la respiration se précipite au moindre mouvement, où les muscles sont sans ressort, les viscères sans énergie ; où le moral fléchit sous la faiblesse physique et dégénère en une impressionnabilité à laquelle on est trop souvent porté à donner le nom de caprice.

Le sang péchant par sa composition, c'est lui qu'il faut reconstituer avant tout. A quoi servent ici les antispasmodiques, sinon à énerver davantage? Avant tout, il faut du fer. Hufeland parle de la force magnétique de ce métal ; en effet, est-ce à lui que le sang doit son action si pénétrante sur le système nerveux. Les individus lymphatiques, à sang blanc, n'ont pas d'imagination, pas d'initiative ; leur vie est toute végétative. Cela ne tient pas à la pauvreté de leur sang. La question physique se complique ici d'une question morale. Les pédagogues veulent beaucoup de leçons pour les enfants, le médecin hygiéniste veut, avant tout, du sang, moins de classes et plus d'exercice au grand air. Ce sont, comme on le voit, deux systèmes d'éducation diamétralement opposés, puisque l'un tend à former des fruits secs et stériles, l'autre des fruits savoureux et féconds. Malheureusement le règne des pédagogues n'est pas près de finir.

Si nous vantons les eaux de *Dickelvenne*, ce n'est pas seulement à cause de leur composition chimique, mais aussi à cause de la salubrité de la localité où elles jaillissent. Tout se tient dans la nature : qui dit bonne eau, dit également bon air, bon sol. Là où cette triple condition existe, les plantes sont plus vigoureuses, les animaux plus robustes. Pourquoi n'en serait-il pas de même de l'homme?

Est-ce dans les contrées marécageuses qu'on voit ces tempéraments secs, musclés des pays fortement minéralisés?

C'est donc dans ces derniers qu'il faut se rendre si on veut remédier à une faiblesse acquise ou héréditaire. La constitution, comme le fer, a besoin de trempe pour acquérir cette force sans laquelle il n'y a ni volonté, ni énergie, ni spontanéité, ni génie.

Par une heureuse coïncidence, *Dickelvenne* se trouve au cœur de la Flandre, c'est-à-dire dans un pays où les constitutions réclament le plus cette espèce de trempe physique et morale.

La pauvreté du sang n'implique pas seulement la faiblesse constitutionnelle, elle donne encore lieu à une foule de maladies, notamment à la phthisie, avec ses formes diverses, et à laquelle

pauvre et riche paient également leur tribut.
C'est le cas de répéter avec le poète :

« La mort a des rigueurs à nulle autre pareilles
. . . .
» Le pauvre en sa cabane où le chaume le couvre.
» Est soumis à ses lois,
» Et la garde qui veille aux barrières du Louvre
» N'en défend point nos rois. »

Pour empêcher le développement de cette terrible maladie, il ne suffit pas de ménagements, qui souvent ne font que précipiter sa marche en augmentant la faiblesse native ou accidentelle ; il faut un régime tonique, fortifiant, un air pur, une alimentation substantielle, une eau fortement minéralisée, la gymnastique naturelle, les bains, les douches, afin d'activer le fonctionnement de la peau et de soulager d'autant le travail respiratoire. Mais tout cela ne peut se faire sans transition, sans de grandes précautions. On envoie les poitrinaires dans les pays chauds et la plupart y meurent parce que l'air y est trop énervant ; les climats tempérés leur iraient mieux, à une élévation barométrique ni trop basse, ni trop élevée. Les collines de *Dickelvenne* remplissent parfaitement ces conditions, les vallons qui les séparent ne sont pas assez profonds et étroits pour empêcher le soleil d'y pénétrer et produire les affections strumeuses si fréquentes dans les gorges des hautes montagnes.

Ainsi que nous l'avons dit, leur sur-sol, parfaitement meuble et sec, repose sur un sous-sol ferrugineux et donne ainsi à ses eaux des qualités toniques que n'ont pas celles qui filtrent à travers un sol humide et spongieux. Ces eaux, avons-nous ajouté, sont apéritives, c'est-à-dire qu'elles activent la digestion et l'assimilation, circonstance importante dans une maladie où la nutrition est la première frappée.

En effet, ce qui caractérise la phthisie, c'est le dépôt dans les organes de matières amorphes, résultant d'une élaboration incomplète des matériaux de la nutrition. Ce sont des substances caséeuses, amylacées, crétacées, qui constituent les tubercules, et dont la nature ne se débarrasse qu'en provoquant un travail d'élimination tantôt impuissant, tantôt efficace, selon que l'économie est plus faible ou plus forte. Aussi, la plupart du temps, les meilleurs antidotes de la fièvre de consomption sont les toniques, parmi lesquels le fer se range en premier lieu.

Nous parlons de la phthisie tuberculeuse et non des inflammations pulmonaires franches, que les préparations martiales ne font qu'aggraver. Telles sont les phthisies dites galopantes, sans aucune trace de tubercules. Toutefois, même dans ces cas, les eaux minérales naturelles ne sauraient produire les fâcheux résultats des préparations pharmaceutiques, parce que le fer s'y trouve à un degré de dissolution que l'art ne saurait imiter. Le fer liquide s'infiltre dans les tissus à des doses infinitésimales éminemment favorables à son absorption et à son assimilation. Pas de lourdeurs d'estomac, pas d'indigestions, les couleurs renaissent à mesure que le sang se vivifie, la force morale revient avec la force physique ; on ne veut plus être malade, on ne l'est plus, on a soif de vivre parce que jusque-là on n'a fait que languir.

Tout cela, dira-t-on, à cause d'un peu d'eau ferrugineuse? Oui, mais aussi à cause de cet ensemble de circonstances hygiéniques que présentent les pays minéralisés.

Après ou plutôt avant la phthisie, comme maladie propre à la période d'évolution, se présente le rachitisme. Ici c'est la nutrition osseuse qui fait défaut ; les os restent mous, cartilaginiformes, ou s'infiltrent de matières grasses ou tuberculeuses ; ou bien ce sont des déformations qui se produisent, ou des ramollissements, des caries, des déboîtements ou luxations spontanées. Que de misères qu'un bon régime, suivi en temps, préviendrait !

La raison dit qu'il faut aux os des substances terreuses, de la chaux, de la magnésie, de la soude, de la silice. L'instinct l'indique aux animaux et même aux enfants quand on leur voit manger de la craie, de la chaux, de la terre. Mais ici encore, pour qu'il y ait assimilation, il faut qu'il y ait absorption, et cette dernière veut absolument que les substances inertes qui doivent servir à la consolidation de nos tissus soient dissoutes. La nature a un dissolvant, qu'on pourrait dire universel : l'acide carbonique. Toute eau riche en acide carbonique, en chaux, en soude, en magnésie, en silice est donc favorable au développement du système osseux, c'est-à-dire est un antirachitique par excellence. Et ceci n'est pas une assertion gratuite, c'est un fait démontré par l'expérience.

Le rachitisme se montre surtout dans les pays où les eaux sont privées de sels calcaires solubles. C'est le cas pour la Hollande, où l'on n'a guère que de l'eau de pluie, celle de source étant marécageuse. Un agronome distingué, M. Boussingault, a fait voir que le jeune animal puise dans l'eau de sa boisson la majeure partie du carbonate de chaux nécessaire à son système osseux.

Dans le cours d'une année, l'eau de la fontaine où s'abreuvait son bétail, a fourni pour l'accroissement de ce dernier, un poids de 2,000 livres en carbonate de chaux, de magnésie et de soude. Tout ces sels existent en quantité voulue dans l'eau de source de *Dickelvenne*. La chaux, la magnésie, la soude et la potasse y sont maintenues en solution à l'état de bi-carbonates par un excès d'acide carbonique. Les chlorures de sodium, de potassium et de magnésium y sont en assez grande quantité, le sulfate de chaux, les phosphates d'alumine et de chaux et la silice en quantité moindre. Tous ces composés se retrouvent dans la plupart des tissus de notre organisme. Le nom *d'aliment minéral*, conviendrait ainsi parfaitement aux eaux dont nous nous occupons.

On ne saurait donc qu'en préconiser l'usage pendant la période de croissance. L'art de l'orthopédiste a fait sans doute de grands progrès ; il redresse les os incurvés comme le jardinier une branche trop flexible, mais mieux vaut n'avoir pas besoin de recourir à cet artifice, en ayant soin que l'enfant puise dans l'eau de sa boisson les éléments nécessaires à la consolidation de son système osseux.

Nous ferons encore ici une remarque relative à l'eau de *Dickelvenne*, comme correctif du rachitisme. Les carbonates calcaires, dans une eau parfaitement potable, doivent coïncider avec un excès d'acide carbonique. Ils agissent alors à la manière des bi-carbonates de soude et de potasse, lesquels, comme on sait, font la base des pastilles de Vichy et aident puissamment la digestion en saturant l'excès d'acide de l'estomac. Or, les aigreurs accompagnent le rachitisme, elles en sont, en quelque sorte, le symptôme initial ou précurseur. Ce sont les acides qui empêchent les os de se consolider ou qui les ramollissent ; il faut donc les neutraliser ; c'est ce que fera l'eau de *Dickelvenne*, à cause de ses bi-carbonates, tout comme l'eau de Vichy.

Ceci nous conduit à parler de quelques autres dyscrasies acides et qui, quoique frappant de préférence les adultes et les vieillards, s'observent aussi chez les enfants. Nous voulons parler de la dyscrasie goutteuse et calculeuse. Les acides prédominants sont ici l'acide urique et l'acide oxalique. Ce dernier, par sa combinaison avec la chaux, forme ces calculs, remarquables par leur forme mamelonnée, leur couleur brune, leur extrême dureté, qu'on désigne sous le nom de *calculs muraux* (en forme de mûres). On les ob-serve surtout chez les enfants. A cause de leur dureté, ces calculs ne se laissent pas broyer, il faut donc les extraire par l'opération de la taille.

Les eaux bi-carbonatées sont donc indiquées dans la dyscrasie calculeuse acide; elles neutra-lisent les acides et empêchent les concrétions calculeuses de se former.

Il en est de même pour la goutte avec excès d'acide urique. Ici encore les eaux bi-carbonatées sont nécessaires, aidées d'un régime rafraîchissant, surtout les légumes renfermant des sels de potasse ou de soude. Parviendra-t-on ainsi à empêcher la goutte de se développer? Nullement, car ce serait un inconvénient, un danger, la maladie pouvant se porter alors sur les organes internes, notamment le cœur, mais le principe goutteux s'éliminera insensiblement, d'une manière con-tinue par la peau et les voies urinaires. L'acide urique étant neutralisé en temps, il ne pourra se porter sur la chaux et incruster les tissus.

Enfin parmi les maladies que peut produire l'ascescence des humeurs, nous citerons les rhumatismes dus également à un excès d'acide urique. Ce sont les plus formidables de tous, parce que souvent ils portent leur action à l'intérieur et produisent des maladies de l'estomac, du cœur, du cerveau dont on ne saisit pas toujours la cause éloignée.

Nous terminons ici ce court aperçu, notre intention n'étant, pour le moment, que d'attirer l'attention du public sur une source thérapeutique jusqu'ici sans emploi. Notre pays n'est pas assez riche en eaux minérales pour dédaigner celles qu'il possède. Un double intérêt doit nous porter, au contraire, à les vulgariser, celui des malades indigènes qui n'auront plus besoin de se rendre au loin pour recouvrer leur santé, et celui des malades étrangers que la vogue une fois établie y attirera.

Pour notre part, nous serions trop heureux si ce premier appel pouvait être entendu du public.